ESSAI

SUR LA SANTÉ

DES FILLES NUBILES.

ESSAI

SUR LA SANTÉ

DES FILLES NUBILES.

PAR P. VIRARD, M***.

Thesaurum habent in vasis fragilibus.
S. Paul. 2. Corinth. Cap. 4. ꝟ. 7.

A LONDRES

Et se trouve à PARIS,

Chez MONORY, Libraire de S. A. S.
Monseigneur le Prince DE CONDÉ,
rue de la Comédie Française.

M. D. CC. LXXVI.

ÉPITRE DÉDICATOIRE,

A MONSIEUR
JACQUES VIRARD,
MARCHAND, à Grenoble,

V OUS recevriez, sans doute, avec plaisir, MON CHER ONCLE, la première fleur d'une plante que vous auriez cultivée ; agréez de même l'Ouvrage que je vous préſente ; il intéreſſe l'humanité dont vous êtes l'ami : il ne ſauroit vous déplaire.

Je ſuis avec reſpect & reconnoiſſance,

MON CHER ONCLE,

Votre très-humble & très-
obéiſſant ſerviteur & neveu,
VIRARD.

PRÉFACE.

ON entend par filles nubiles, celles qui font prêtes à fe marier, c'eft-à-dire, à être fécondées, à devenir mères. Le flux menftruel qui les caractérife effentiellement, eft une évacuation fanguine, dont les dérangemens font fi faciles & fi dangereux, que la foule de maux qu'ils entraînent ordinaire- ment, font, le plus fouvent, très-ré- belles même aux fecours de la Méde- cine, les plus favamment & les plus prudemment adminiftrés. Mais ce qui eft bien plus funefte encore, c'eft que fi les filles, après avoir éprouvé ces maux, viennent à fe marier, fe trouvant prefqu'entièrement épuifées, elles font impropres à la génération, ou fi elles y ont encore quelqu'apti- tude, ce n'eft que pour devenir mères

A iij

d'enfans foibles, mal conftitués, aux-
quels elles ne furvivent que pour
fouffrir, fi toutefois elles ont eu affez
de force pour réfifter à des accouche-
mens toujours très-laborieux.

D'après ces confidérations, qui ne
font que trop vraies, rien ne paroît
plus avantageux à cette partie du beau
fexe, que de connoître les moyens de
conferver fa fanté, c'eft ce que je me
propofe de lui apprendre par cet Effai,
que je divife en trois parties.

Dans la première, je traiterai de
l'apparition du flux menftruel, ou des
règles, de l'âge auquel elle fe fait,
de ce qu'il faut obferver lorfqu'elle eft
prête à fe faire, enfin du retour périodique des règles, &c.

Dans la feconde, j'expoferai avec
toute l'exactitude poffible, les principales caufes qui peuvent déterminer
l'altération, ou la fuppreffion des règles; je ferai fouvent obligé d'entrer

dans des détails qui paraîtront peut-être minutieux, mais qui, à coup sûr, ne font pas inutiles, comme pourront en juger ceux ou celles qui s'y connoissent ; car s'il est des cas où les plus petites caufes produifent les plus grands effets, c'est fur-tout chez les filles nubiles.

Je propoferai enfuite le traitement, le plus fimple & le plus fûr, de la maladie appelée communément pâles couleurs.

Dans la troifième & dernière partie, je prefcrirai le régime le plus convenable aux filles nubiles ; je n'oublierai pas celles qui font cloîtrées, de même que les jeunes veuves, qui font à peu près dans le même cas (1).

Cet effai ne peut être que très-utile à celles pour qui je le deftine ; les

____

(1) Enfin cet Effai fera terminé par quelques réflexions fur le mariage.

femmes en général qui n'auront pas
paſſé quarante-cinq ans, ou qui ſeront
encore réglées, pourront également
s'y inſtruire ; les unes & les autres le
liront toujours avec avantage, j'ai eu
ſoin de mettre tout à leur portée, &
les termes de Médecine que je n'ai pu
me diſpenſer d'employer, y ſont ren-
dus on ne peut pas plus intelligible-
ment.

En un mot tout eſt traité dans cet
Ouvrage ſelon les vrais principes
médicinaux ; on y trouvera partout la
vérité, ſouvent même la franchiſe ;
cette dernière cependant y eſt ſi ſage-
ment ménagée, que je ne crois pas
que les plus ſcrupuleuſes puiſſent rai-
ſonnablement en être effarouchées.

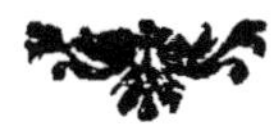

ESSAI

SUR LA SANTÉ

DES FILLES NUBILES.

PREMIÈRE PARTIE.

De l'apparition des Règles, &c.

C'EST ordinairement à l'âge de quatorze à quinze ans, que les filles commencent à devenir nubiles; jusqu'alors la nature toute entière occupée à leur accroissement, ne leur a rien fourni de superflu : mais cet âge arrivé, elles cessent de croître, du moins sensiblement; la gorge qui, depuis quelque temps commençoit à se faire appercevoir, se trouve alors presque tout à fait formée; la voix change un peu; elles deviennent pâles, rêveuses, mélancoliques, elles s'ennuyent de tout, & principalement de ce qui les amusoit le plus; elles cherchent la solitude, le dégoût survient, les digestions se font mal; elles ont même quelquefois des envies de vomir & le goût dépravé; elles sentent intérieurement une chaleur sourde, très-incommode, la tête se charge, les idées se brouillent, un rien les fatigue, tout semble enfin devoir les précipiter dans les maux les plus graves; lorsqu'après une douce chaleur, qui se fait sentir principalement dans le bas-ventre, il survient un titillement aux parties génitales, qui est bientôt suivi de l'apparition des règles, qui éclipsent aussi-tôt tous les avant-coureurs incommodes qui les annonçoient, pour faire place à la plus brillante santé.

En effet, jamais les filles n'ont eu le teint si fleuri, les yeux plus brillans, n'ont été si gaies, si intelligentes, si disposées à aimer, en un mot si aimables qu'elles le deviennent alors; & un savant Médecin a très-bien désigné le temps de l'apparition des règles, en le nommant l'aurore du beau sexe.

L'âge de quatorze à quinze ans, n'est l'époque de l'apparition des règles, que pour le plus grand nombre des filles; il en eſt chez qui elle ſe fait plutôt, d'autres plus tard; celles, par exemple, qui habitent les contrées méridionales de la France, (pour ne parler que des Françaiſes], comme les Provençales, les Languedociennes, &c: ſont ordinairement réglées à treize, même à douze ans; auſſi obſerve-t-on qu'à Montpellier les filles y ſont petites, sèches, ardentes, très-paſſionnées, ce qui tient à la chaleur, à la ſiccité, à la ſalubrité du beau pays qu'elles habitent.

La même choſe arrive aux filles qui habitent les pays froids, lorſqu'elles ſe forment une atmoſphère échauffante, par l'oiſiveté, la molleſſe, l'uſage des alimens incendiaires, par la lecture de certains livres, la contemplation de certaines eſtampes, par la fréquentation de certaines compagnies, ce qui forme autant de cauſes qui réveillent de bonne heure l'imagination, & accélèrent par conſéquent l'apparition des règles.

Les Payſannes qui, ſans ceſſe occupées à des travaux pénibles, diſſipent beaucoup par la tranſpiration & les ſueurs, n'uſent d'ailleurs que d'alimens groſſiers très-peu nourriſſans, doivent néceſſairement avoir plus tard du ſuperflu; auſſi n'eſt-il pas rare d'en voir parmi elles qui ne ſont pas encore réglées à seize, dix-sept, dix-huit, dix-neuf, même vingt ans.

Quand les règles ont une fois paru, elles doivent revenir périodiquement tous les ving-huit jours ; l'évacuation dure ordinairement trois jours, du moins chez le plus grand nombre des filles, & chez quelques-unes, quatre, cinq, six, sept, même huit jours, relativement à leur conftitution plus ou moins foible.

La quantité de fluide qui s'évacue par les règles, n'eft pas déterminée ; cependant elle ne va guère au-deffus d'une livre, ni au-deffous de huit onces, relativement à la force, à la foiblefle, & à la façon de vivre ; on obferve que les filles chargées de graifle perdent ordinairement très-peu.

En général les filles oifives, qui nagent comme je l'ai dit, dans une atmofphère échauffante, perdent beaucoup plus que celles qui s'occupent & vivent moins in-cendiairement.

Les Payfannes font encore celles qui per-dent le moins, il arrive même quelquefois qu'elles reftent deux mois fans perdre, & fans en être incommodées : au lieu que les filles qui vivent dans la molefle & le brafier de la volupté, perdent fouvent deux, même trois fois par mois, ce qui les détruit entièrement. Cela sur-tout n'est pas rare à Paris, ainsi que dans toutes les autres Villes empoisonnées par le luxe & la molesse, &c.

L'évacuation des règles revient périodiquement jusqu'à quarante-cinq ans, lorsqu'elle a commencé à quatorze ou à quinze; en général, plus elle commence tôt, plutôt elle cesse; il en est de même lorsqu'elle est retardée.

Je vais indiquer le régime qui convient aux filles, dans le prélude de l'apparition des règles; il est très-essentiel qu'elles l'observent bien; car les règles ne sont jamais plus funestement troublées que la première fois qu'elles paraissent, ou cherchent à paraître, puisque cela influe le plus souvent sur toute la vie.

Lorsque les symptômes avant-coureurs se sont déclarés, c'est-à-dire, qu'il y a dégoût, envie de vomir, &c. il n'y a pas à balancer; il faut se mettre à la diète, ou si l'on ne peut absolument se passer de manger, l'on se contentera d'un léger potage, & pour boisson ordinaire, de l'eau pure. L'exercice & la gaieté sont ici d'un grand secours.

Quant aux filles qui ont le goût dépravé, on ne sauroit les suivre de trop près, car elles se sentent souvent portées à manger,

& mangent en effet, du charbon, du sel, du poivre, du plâtre, des cendres & autres chofes qui leur font infiniment nuifibles. Je crois qu'il eft inutile d'avertir qu'il faut qu'elles fe retranchent de leurs occupations ordinaires, relativement au degré de force & de courage où elles font; c'eft ce que n'obfervent pas les Payfans, qui traitent quelquefois trop durement leurs enfans, & fur tout leurs filles, dans l'état dont il s'agit; ils les contraignent à travailler comme fi elles étoient bien portantes; ils ne font pas attention qu'elles font alors foibles, lan-guiffantes; & bien plus, s'ils s'apperçoivent qu'elles rempliffent moins leurs journées, ils les chargent de reproches, ce qui achève de les précipiter dans des maux, dont leur bonne conftitution, & leur faine façon de vivre, malgré leurs travaux, auroient pu les garantir. C'eft là une des principales rai-fons pour laquelle on voit des pâles couleurs dans les campagnes, où naturellement il n'y en devroit point avoir.

Si ce n'étoit pas trop exiger de ces pa-fens durs ou peu attentifs, je les prierois d'avoir plus d'égard pour leurs filles, de leur donner quelques alimens moins grof-fiers que ceux dont elles ufent ordinaire-ment; le laitage qui fait la bafe ordinaire

de leurs repas, leur eſt ſur-tout très-nui-
ſible.

Utiles Payſans, j’oſe eſpérer que vous ſerez
déſormais plus indulgens pour vos filles ;
mais que je ſerois bien plus ſûr d’être obéi
s’il s’agiſſoit de vos moutons !

Si tous les ſymptômes avant‑coureurs
des règles, que j’ai rapportés, reviennent
chez certaines filles, à chaque nouveau retour périodique, alors il faudra ſuivre le régime preſcrit ci-deſſus.

Il en eſt d’autres d’une conſtitution sèche,
inflammatoire, qui éprouvent avec les ſymptômes avant‑coureurs, des douleurs très-
vives dans les reins, qui ne ſont ordinairement calmées que par l’apparition des
règles, qu’on favoriſera, en faiſant obſer-
ver un parfait repos à la malade, en lui
faiſant recevoir la vapeur de l’eau chaude,
comme les femmes reçoivent la chaleur
des chaufferettes ; cette pratique renouve-
lée trois fois par jour, & continuée chaque
fois pendant une heure, ſoutenue par l’u-
ſage abondant d’une décoction (1) de racine

____

(1) On prendra une demi-once de racine sèche de
nimphæa ſur chaque pinte d’eau, qu’on fera bouillir
un demi-quart d’heure, on paſſera la décoction ; &
comme elle eſt ordinairement très-fade, on pourra y
jeter fondre un peu de ſucre ; mais ſi la malade pou-
voit la ſupporter ſans lui, elle ne feroit que bien.

de nimphæa, & du repos, réuſſit ordinaire-
rement ; s'il arrivoit cependant qu'elle
échouât, on auroit recours à la ſaignée du
pied, elle eſt preſque toujours infaillible.

Les filles qui ſont ſujettes à ces douleurs,
feront très-bien de ne jamais boire que de
l'eau, de peu ſaler leurs alimens, & de ne
pas trop s'exercer, (car c'eſt ſur-tout les
Payſannes qui y ſont très-ſujettes ; les bains
froids pendant l'été, & les tièdes pendant
l'hiver, leur feroient beaucoup de bien,
ayant ſoin de les éloigner des temps critiques, comme je le dirai encore ci-après,
l'on ne ſauroit aſſez le recommander.

Tels ſont à peu près les régimes qui con-
viennent le mieux dans les différens pré-
ludes de l'apparition des règles, régimes
qu'on obſervera à chaque retour périodique
quand les mêmes ſymptômes auront lieu.

Je paſſe à ce qui doit être obſervé dans
le temps même que les règles paroiſſent ;
c'eſt ce temps que l'on nomme avec beaucoup de raiſon, temps critique. J'indique
d'abord ce qu'il faut éviter.

SECONDE

SECONDE PARTIE.

Caufes qui peuvent déterminer l'altération ou la fuppreffion des Règles.

JE vais entrer dans un détail fuccinct & effentiel de toutes les principales caufes qui peuvent déterminer l'altération ou la fuppreffion des règles. Comme c'eft de ces caufes que naiffent prefque tous les maux, dont eft inondé le beau fexe, je ne faurois affez l'inviter à donner une attention particulière à tout ce qui va être dit. Il s'agit exactement de tout ce qu'il faut éviter aux approches du temps où les règles doivent fluer, & principalement dans le temps qu'elles fluent. Les filles donc qui feront actuellement dans leur temps critique, ou à deux jours près, auront le plus grand foin poffible de ne fe mouiller, foit avec de l'eau froide (1), foit avec de l'eau chaude, au-

---

(1) Les jeunes Payfanes des environs de G.... font prefque toutes malades des pâles - couleurs, pen-

B

cune partie du corps, & sur-tout les extrê-
mités inférieures, c'est-à-dire, les cuisses,
les jambes & les pieds.

Il ne leur seroit pas moins nuisible de
marcher à pieds nuds sur un plancher froid,
ou de s'exposer au froid, étant légèrement
habillées ; il est même certaines filles très-
délicates, qui s'exposeroient beaucoup en
changeant de linge, si on n'avoit eu soin auparavant de le faire chauffer.

Toutes les affections vives & subites
de l'ame, comme la joie, la colère, le dé-
sespoir, la profonde tristesse, l'impression
que causeroit une bonne ou mauvaise nou-
velle, à laquelle on ne s'attendroit pas, de
même que la vue de quelqu'un qu'on de-
sire ou qu'on craint fortement ; tout ce qui
peut causer de l'effroi, comme l'aspect d'un
cadavre, d'un malade en convulsions, de
même que la terreur qu'excite le spectacle
tragique, ne sauroit être assez soigneuse-
ment évité.

---

dant la récolte du chanvre ; ce qui vient un peu de sa
mauvaise odeur, & beaucoup de ce qu'elles sont obli-
gées de se mouiller pour l'étendre, lorsqu'on le sort
du routoir ; on devroit les ménager, & laisser ce travail
à des femmes âgées, ou à des jeunes garçons qui s'en
acquitteroient aussi bien qu'elles & sans risquer autant.

Quand elles feront à la promenade , &
qu'étant fatiguées, elles chercheront à s'affeoir, elles ne choifiront pas des bancs d.
pierre (1), qui, par le froid qu'ils commu-
niquent , pourroient donner lieu à une
fuppreffion.

Les mauvaifes odeurs, ou pour mieux
dire, les odeurs qu'on fupporte difficile-
ment, doivent fur-tout être évitées. Il feroit encore très-dangereux de flairer un
corps odorant pour la première fois , vû
qu'on ne fait pas fi l'odorat s'en accommo-
dera ou non; je me fuis apperçu que l'ôdeur
des vers à foie étoit fingulièrement nuifible
à certaines filles.

Ce feroit encore beaucoup rifquer que
de choifir le temps critique pour commencer à prendre du tabac , foit par fan-
taifie ou autrement ; les éternuemens fré-
quens qu'il caufe ordinairement dans les

----

(1) Les bancs de pierre font non feulement nuifibles
aux femmes , mais encore à tout le monde. Comme
ce n'eft que dans l'été qu'on fe promène , & que dans
cette faifon l'on tranfpire beaucoup, s'il arrive qu'on
aille s'affeoir fur un de ces bancs , la tranfpiration eft
tout-à-coup fupprimée , & cette fuppreffion donne
lieu à des douleurs aux feffes & aux cuiffes, ce qui eft
fort défagréable. — Pourquoi met-on de ces bancs dans
les promenades ? Eft-ce par économie ? C'eft la fanté ,
c'eft la vie des Citoyens qu'il faut économifer !

premiers temps qu'on en ufe, nuiroient infailliblement (1).

Elles auront foin de n'être pas gênées dans leurs habillemens, de peu ferrer leurs jarretières, de ne point porter de corps baleinés ni autres, & de ne pas renouveler leurs coeffures ; les tiraillemens des cheveux excitant de la douleur, nuiroient furtout à celles qui font très-fenfibles.

La timide pudeur étant ordinairement le partage des filles mélancoliques, froides, elles auront foin de ne pas s'expofer à fe trouver dans des compagnies ou dans des lieux où elles fentent qu'elles feroient affligées que les temps critiques furvinffent ; parce que, fi en effet cela étoit, il feroit très-dangereux qu'ils ne fuffent altérés par l'affection morale qu'elles en recevroient. Le bruit du canon , celui du

----

(1) Je n'ai jamais pu concevoir , difoit le favant Venel, comment les femmes, avec leur defir de plaire, avoient pu fe mettre à prendre du tabac ; cette poudre noire, fœtide , qui noircit, élargit le nez , rend infect, détruit l'odorat, la mémoire, & deplus devient une fervitude. Les filles nubiles feront donc très-bien de ne pas s'y accoutumer, non-feulement par les raifons ci-deffus, mais afin que fi elles venoient à être affectées de quelques fluxions fur les yeux, &c. elles puffent trouver un puiffant remède dans l'ufage modéré du tabac, qui leur feroit inutile fi elles y étoient habituées.

tonnerre a souvent produit des suppres-
sions chez ces filles qui sont ordinairement très - peureuses ; j'en ai connu une
de ce caractère , qui étoit très-sûre de
faire une maladie très-longue , toutes les
fois que ses régles la surprenoient dans
l'Eglise. Le bruit du tonnerre ne lui étoit
pas moins funeste.

Les filles , d'une constitution vive, enflammée , éviteront tout ce qui pourroit
les enflammer davantage. Voyez le régime.

Les filles & les femmes en général se
servent toutes, pendant les temps froids,
de chaufferettes : mais elles les font si ardentes , qu'il arrive souvent qu'elles se
brûlent & se crispent tellement les extrê-
mités inférieures, que j'en ai vu qui avoient
de la peine à marcher ; outre que cela les
altère si fort qu'elles ne peuvent assouvir
leur soif, ce qui les dessèche entièrement,
& peut supprimer ou augmenter extraor-
dinairement l'évacuation du flux menstruel, sur-tout chez celles qui sont d'une
constitution enflammée. Les filles nubiles
feront donc très-bien de ne pas s'en ser-
vir : ou, si, ainsi que presque toutes les
autres femmes, elles ne peuvent absolument s'en passer, elles auront soin de les

composer de façon à les tenir à peu près au degré de la chaleur naturelle.

Je crois qu'il est inutile de leur recommander d'être sobres, & de ne pas user d'un aliment tant solide que fluide, dont elles n'auroient jamais goûté, crainte que l'estomac n'en fût fatigué, ce qui troubleroit nécessairement toutes les fonctions & sur-tout dans un temps où elles se dérangent si facilement.

Il ne leur seroit pas moins désavantageux de boire à la glace, lorsqu'elles seront en sueur, ainsi que de passer subitement d'un lieu froid dans un lieu chaud, d'un sec dans un humide, *& vice versâ*.

Rien ne leur seroit plus funeste que de se faire saigner sur-tout du bras, de prendre médecine, l'émétique, ainsi que des lavemens purgatifs & autres remèdes qui sont toujours meurtriers dans les temps critiques.

Il y a encore plusieurs causes de suppression, qu'il seroit trop long de détailler : mais comme elles dérivent de celles que je viens d'indiquer, il suffira d'éviter avec soin les unes pour se garantir des autres.

Je passe à l'exposé général de la maladie si commune chez les nubiles, connues communément sous le nom de pâles-couleurs ; j'en donnerai le traitement le plus simple, & par conséquent le plus naturel, auquel elle résistera rarement, surtout si elle est récente, sans cause morale, & chez les filles de bonne constitution ; car, si elle étoit compliquée, elles ne seroient plus en état de se traiter elles-mêmes, ou, si elles le faisoient, elle le feroient mal, il seroit donc inutile & même nuisible de leur enseigner ce qu'il seroit impossible qu'elles apprissent, & ce qu'elles croiroient pourtant savoir. C'est à quoi n'ont pas assez fait attention les Médecins qui ont écrit pour le Peuple ; car, quand ils l'ont chargé de l'examen des symptômes des différentes maladies qui l'affectent, pour qu'ensuite il pût y appliquer les remèdes convenables ; il falloit nécessairement qu'ils lui supposassent des connoissances, & de grandes connoissances en Médecine : au Peuple des connoissances en Médecine ! Je ne crois pas qu'il soit possible de plus absurdement supposer.

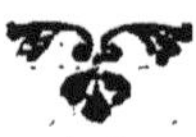

TRAITEMENT

DES PALES-COULEURS.

LᴏʀsQu'ɪʟ arrive que les règles font fup-
primées par quelques unes des caufes dont
il a été fait mention ci - deffus, rien n'eſt
plus falutaire que la faignée de pied faite
fur le champ ; c'eſt le meilleur remède,
mais qu'il ne faut pas renvoyer ; & ſi après
une faignée, le mal de tête, les chaleurs
& les battemens douloureux qui fe font
fentir dans la région de l'eſtomac, ne diminuent pas, on en fait une feconde fix
heures après ; pour peu qu'à cette feconde
faignée les douleurs diminuent, on ne
faignera plus, parce qu'elles fe diſſipent
ordinairement peu-à-peu. La malade étant
ordinairement conſtipée, on lui fera prendre quelques lavemens d'eau de caſſe, qui,
en relâchant le bas-ventre, detruiront les
envies de vomir qui exiſtent ordinairement & qu'il feroit infiniment dangereux
de favorifer, fur-tout dans les premiers
temps. On fera très-bien au contraire de

tâcher de les calmer, en fefant prendre à la malade de temps en temps, une demi-cuillerée à café de fuc de citron ; quelques bains de pieds dans de l'eau exactement tiède, ne feront pas inutile, pour calmer les maux de tête qui ne font pas fi violents, mais qui exiftent toujours furtout pendant les premiers jours de la maladie. On donnera pour boiffon ordinaire l'eau pannée, ou le petit lait bien clarifié, & toutes les trois heures, une verrée de bouillon bien dégraiffé, peu falé, fait avec le bœuf & le veau. On aura foin de ne pas trop faire parler les malades, & de mettre auprès d'elles des perfonnes dont on fait que la compagnie leur eft agréable.

Mais lorfque le mal réfifte à ce traitement, foit parce qu'on l'a négligé ou qu'on l'a employé trop tard, les malades tombent alors dans les pâles-couleurs ; ce qui eft annoncé par la perfiftance des fymptômes qui font cependant moins violens : la bouche devient plus mauvaife qu'elle n'étoit auparavant, ce qui entraîne fouvent la dépravation du goût, les envies de vomir : les yeux font abattus, le vifage devient pâle & livide, enfin les malades tombent dans une foiblesse & une mélancolie profonde. Alors que faut-il faire ? Ne pas saigner ni du bras ni du pied, comme on fait ordinairement; cette méthode si commune & si funeste doit être rejetée (1) ; quant au régime, elles s'abstiendront absolument de toute espèce de viandes, de laitage, & de fruits mal murs.

Comme dans cette maladie les filles sont pour l'ordinaire très-tristes, on cherchera, autant qu'il sera possible, à les égayer, à les faire exercer, les parens sur-tout ne les chagrineront pas.

Elles useront pour boisson ordinaire, d'un bon vin blanc, mêlé à une égale quantité d'eau, & mangeront trois fois par jour d'un léger potage, fait avec le ris, l'orge ou l'avoine gruée, elles pourront

____

(1) Ces saigneurs impitoyables, ces prodigues du sang humain, devroient savoir une fois pour toutes qu'ils ne doivent pas saigner les filles qui sont dans des pâles-couleurs. Elles sont ordinairement pâles, foibles, languissantes, ont la bouche mauvaise, souvent même des principes d'obstruction : je ne sais pas où l'on y trouve des signes de pléthore, soit générale, soit particulière ; ce n'est pourtant que dans ces cas que la saignée est indiquée.

auſſi manger dans la journée, quelques poires cuites, confitures de groſeilles ou autres, mais en petite quantité ; les ſucreries ſont encore ici très-nuiſibles, en ce qu'elles détruiroient entièrement l'eſtomac, qui, dans cette maladie, eſt déjà ſi délabré. Elles pourront cependant uſer modérément des fruits de la ſaiſon, ayant ſoin de les choiſir bien mûrs.

On les purgera tous les ſix jours (1), pendant les premiers temps de la maladie, ayant ſoin de ne pas placer la médecine à l'époque où les règles ont coutume de paroître, dont on aura ſoin de s'informer, & ce dont toutes les filles & femmes devroient faire une étude particulière, pour qu'on ſût à quoi s'en tenir quand on les traite. Si après vingt jours de ce traitement, la maladie ne cède pas, on fera boire à la malade, trois fois par jour, à quatre heures de diſtance,

---

(1) Cette médecine ſera compoſée de trois gros de follicules de ſené qu'on fera infuſer pendant douze heures dans huit onces d'eau ; & après avoir coulé l'infuſion, on y fera fondre deux onces de manne & deux gros de ſel de glauber ; on la coulera de nouveau pour la donner à la malade.

d'un vin rouillé (1) ; il faut quand elle le prendra qu'elle n'ait rien pris depuis deux heures, & qu'elle ne prenne rien que deux heures après ; & pour le reste de sa boisson ordinaire, elle usera de vin blanc mêlé à l'eau, comme ci-dessus.

Quand elle aura usé pendant trois jours de ce vin rouillé, elle le cessera pendant deux jours pour le reprendre de nouveau, & continuer ainsi jusqu'à ce qu'elle se trouve mieux ; elle continuera de se purger, mais seulement tous les huit jours. Il est rare que ce traitement soutenu par l'exercice & l'absence du chagrin, ne réussisse pas.

Qu'on ne soit pas étonné de ce que je n'ordonne point tous ces différens opiats, qu'on a coutume d'ordonner ; & qu'on se ressouvienne toujours, que le plus court & le plus sûr chemin de la santé, est celui où il y a moins de remèdes : d'après cette vérité, que nous a transmis le Père de la

____

(1) Ce vin rouillé se compose ainsi : On fait infuser pendant 24 heures, deux onces de clous rouillés, sur chaque pinte de vin blanc ; & on le donne à la malade, à la dose de 8 onces ou d'une verrée ordinaire.

Médecine, le divin Hippocrate, les filles malades & tous les malades en général, ne sauroient trop se méfier, comme le dit un prudent Médecin, de tous ces Médicastres, qui ne les approchent jamais qu'hérissés de formules, dont ils exigent l'exécution. Les vrais Médecins sont plus circonspects ; ils écoutent la nature, ils en suivent & ils en imitent les opérations, qui sont toujours lentes & sages; & par cette conduite, ils sont dignes d'en être nommés les Ministres.

Fin de la seconde Partie.

TROISIÈME PARTIE.

Du régime le plus convenable aux Filles nubiles.

L E plus grand nombre des femmes qui habitent les Villes, s'exercent trop peu, ou ne font qu'un exercice épuifant. . . . . . . On a beau les avertir (1) que rien ne les détruit plus que la moleſſe & l'oiſiveté où elles vivent, elles vont toujours leur train; des hommes les ſuivent, & pour peu que cela continue, les uns & les autres ſeront bientôt tellement exténués, qu'étant parfaitement inhabiles à la propagation de l'eſpèce, elle ſe perdra. Faſſe le ciel que cela n'arrive pas, ou plutôt que cela ceſſe d'arriver !

Quant aux filles nubiles, je leur con-

---

(1) Voyez le traité des maladies vaporeuſes du ſexe, par M. Rollin. Et l'eſſai ſur la ſanté des gens du monde, par M. Tiſſot.

feille de s'exercer foit à la danfe, foit à la promenade ou autres occupations convenables, de refter peu au lit, de manger peu de viande, point de fucreries qu'elles aiment ordinairement trop, d'éviter, autant qu'il fera poffible, toute forte d'affaifonnement, de boire rarement le vin pur, & jamais des liqueurs fpiritueufes, & fur-tout point de café.

Le plus grand nombre des filles portent encore des corps baleinés ; elles croyent être plus belles lorfqu'elles ont la taille bien rétrecie par le bas, ce qui les gêne fi fort qu'elles ne peuvent rien prendre par terre, fans commencer d'abord par s'y affeoir; d'ailleurs, elles en ont les bras tellement portés en arrière, que, joint à leurs hauts talons, fi elles veulent marcher un peu plus vîte qu'à l'ordinaire, elles reffemblent, comme a dit M. J. J. Rouffeau, à des fauterelles qui voudroient courir fans fauter ; leur fanté en eft auffi très - altérée, les vifcères du bas - ventre en font comprimés, les vaiffeaux étranglés donnent lieu à des obftructions, à des fuppreffions, & enfin au dérangement général de toutes leurs fonctions ; & c'eft en partie de ce volcan morbifique que

s'élèvent les vapeurs qui détruifent entière‑
mont le beau fexe.

D'après ce tableau véridique de la nui‑
fibilité des corps baleinés , les filles ne
fauroient donc les éviter avec trop de
foin ; elles feroient encore très‑bien, ain‑
fi que toutes les femmes, de moins fe dé‑
couvrir la gorge , ou plutôt de la couvrir
tout‑à‑fait, outre qu'elle en feroit plus
blanche , elles ne feroient pas expofées à
s'enrhumer par‑là . . . . ., & fouvent à don‑
ner lieu au cancer ; d'ailleurs , la co‑
quetterie n'y perdroit rien , car il fuffit qu'on
montre une chofe pour qu'on ne veuille
plus la voir (1).

Les filles, pour l'ordinaire, n'employent
ni le blanc ni le rouge, elles feront très‑
bien de ne jamais les employer, leur tein
en confervera plus long‑temps fa fraîcheur ;
il faudroit auffi qu'elles fe fiffent décraffer
plus fouvent la tête, qu'elles ne le font
ordinairement ; peu de poudre , encore

____

(1) M. de Saint‑Foix rapporte, que chez plufieurs
Peuples Indiens , toutes les filles & les femmes vont
nues , excepté les courtifanes , dont l'état, difent
ces Peuples, eft de chercher à irriter les defirs. *Effais
hiftoriques fur Paris* , Tom. *V*. *pag.* 71 *de la quatrième
édition*.

moins

moins de pommade rendroient leur coëf-
fure moins nuisible : & comme la meil-
leure odeur est de n'en point avoir, elles
n'useront d'aucuns aromates que quand
elles tomberont en sincope ; pour lors,
l'eau de la Reine d'Hongrie, celle des
Carmes & sur-tout le bon vinaigre, doivent
être préférés.

Les filles d'une constitution ardente,
éviteront avec soin tout ce qui pourroit
les enflammer davantage, & sur-tout le
régime incendiaire, dont il a été fait mention ci-dessus ; car il arrive ordinairement qu'elles perdent beaucoup, réparent
peu, & languissent pour périr à la fleur
de leur âge.

Il est certaines filles de cette constitution, qui, par une certaine pratique vo-
luptueusement meurtrière, se précipitent ordinairement bientôt dans le tombeau : elles
ne devroient pas avoir besoin d'être pré-
venues ; la langueur, la foiblesse, la perte
d'appétit, l'absence du sommeil paisible,
la maigreur extrême qu'elles éprouvent, les
avertissent, ce me semble, assez clairement
de l'extrême danger qu'elles courent.

Comme ce n'est pas avec l'huile qu'on
éteint l'incendie, elles ne boiront que de

l'eau , & prendront quelques bains froids pendant l'été, ayant bien soin de les éloigner des temps critiques.

Les filles au contraire d'une constitution mélancolique, froide, useront, mais modérément , d'un peu de bon vin , & de quelques mêts appétissans ; elles feront beaucoup d'exercice , chercheront à se récréer; la musique est un des meilleurs moyens.

M. Tissot leur conseille l'équitation, c'est très-bien conseiller : mais je ne voudrois pas qu'elles se tinssent à cheval comme les hommes, cela seroit trop froissant ; il vaudroit beaucoup mieux qu'elles y fussent assises les deux jambes d'un même côté, & les pieds appuyés sur un large étrier; les filles & les femmes exténuées, comme dit le savant Médecin ci-dessus, se trouveroient très - bien de cet exercice.

Quoi qu'en dise la satire, je sais qu'il existe quelques jeunes veuves, qui sont très-sincèrement affligées de l'être, & qui le plus souvent portent si loin l'affliction, qu'elles tombent bientôt dans des maladies funestes & d'autant plus incurables qu'elles ont pour principe le chagrin, c'est-à-dire, le plus puissant ennemi de la santé.

Il n'y a donc rien de plus avantageux pour ces nouvelles Artémifes, que de chercher à diffiper leurs ennuis , & d'avoir foin , jufqu'à ce qu'ils foient diffipés, de peu manger & d'ufer d'alimens légers ; car lorfque l'efprit eft affecté, le corps languit, les digeftions fe font mal ; & quand elles fe feroient affez bien , plus on nourrit un corps languiffant, plus on lui nuit , du moins tant que la caufe n'a pas difparu.

Les filles cloîtrées auront foin , autant qu'il fera poffible, d'éloigner la trifteffe ; ou s'il s'en trouve plufieurs dans la même maifon qui foient triftes, qu'elles s'affemblent, fe content leurs ennuis ; c'eft fouvent le meilleur moyen de les diffiper.

Quant au régime , elles s'abftiendront de toutes efpèces de fucreries , ou de tout ce qu'on connoît fous le nom général de bombons , qui détruifent abfolument les digeftions ; & quoique la foibleffe d'eftomac , ne foit pas le plus fouvent la caufe de leurs maux , elle aide au moins toujours très-puiffamment à les entretenir, ou à les y difpofer.

On devroit de temps en temps, faire voyager les Religieufes , en les envoyant dans des Couvents de leur Ordre ou autres qui seroient voisins.

Le changement d'air, l'agrément des voyages, leur feroient un bien merveilleux ; car, comme on fait, la gayeté, le bon air, l'air libre, l'exercice, sont sur-tout l'ame de la santé.

Il est des filles chez qui la graisse nuit à la beauté, & qui pour se maigrir, employent le vinaigre, le suc de citron ou autres acides ; ce qui leur réussit le plus souvent si bien, que bientôt elles deviennent extrêmement sèches, contractent des obstructions dans tous les viscères du bas-ventre : delà suit nécessairement l'altération de toutes les fonctions, & sur-tout du flux menstruel. La poitrine n'est pas plus épargnée ; ce qu'annonce une toux sèche très-incommode, suivie de palpitation du cœur. Toutes ces affections réunies les précipitent bientôt dans la pthisie, le marasme, maladies également funestes & presque toujours incurables.

Elle s'y prennent donc très-mal pour se maigrir ; le meilleur moyen pour cela, ce seroit de faire diète de temps en temps, c'est à-dire de se mettre à quatre bouillons maigres par jour, & à l'eau pour toute boisson, & de ne cesser ce régime que pour user d'alimens tirés des végétaux, comme les légumineux, les différentes espèces de fruits, de confitures; s'abstenant absolument de toute espèce de viandes, extraits de viandes, usant alors pour boisson ordinaire, d'un vin blanc léger sur deux tiers d'eau, ayant soin sur-tout de rester peu au lit & de faire beaucoup d'exercice; la danse, le volant, la promenade à pied se présentent avec avantage.

Il y en aura cependant quelques unes, qui, malgré leur exactitude à observer ce régime, conserveront encore de l'embonpoint plus quelles ne voudroient : mais je ne vois pas pour quelle raison elles auroient lieu d'en être affligées ; car, outre que la graisse sert à tenir chaudement, elle rend la peau douce, luisante, polie ; ne conte-t-on cela pour rien ?

Tout ce que j'ai dit jusqu'ici sur le régime le plus convenable aux filles nubiles, tend à les rendre maîtresses de leurs digestions, ce qui est très-essentiel pour jouir d'une bonne santé ; mais cela leur seroit impossible si elles n'avoient soin auparavant de se rendre maîtresses de leurs pasfions : qu'elles n'oublient donc jamais qu'elles portent un tréfor dans des vafes fragiles, & que le plus fûr moyen de le conferver, c'eft d'être fobre d'eftomach & de cœur.

Fin de la troisième Partie.

REFLEXIONS

SUR

LE MARIAGE (1).

JE ne crois pas qu'il foit poffible d'imaginer une plus délicieufe exiftence que celle dont jouiffent deux jeunes époux, qui le font devenus par fentimens réciproques d'amour & d'eftime ; pourquoi faut-il qu'un tel bonheur foit fi rare? J'entends un homme du bon ton, qui répond, c'eft la mode : je ne lui replique rien ; l'argument eft invincible pour cet homme-là. Mais fi j'avois affaire à un homme raifonnable, & qui fût familier, je lui dirois : mon ami, votre

____

(1) Jamais on ne vit tant de célibataires & fi peu de célibat? La dépravation, la gangrène des mœurs qu'entraine toujours un luxe exceffif, en font les principales caufes ; car, comment peut-on concevoir qu'un homme qui fe croit à peine affez riche pour lui feul, aille époufer une femme qui le ruineroit en économifant, &c.

mode est funeste à la population de même qu'à la tranquillité des époux.

Voyons comment elle nuit à la popu-lation.

Tout le monde convient, & avec raison, que pour que la conception ait lieu, il faut un parfait rapport tant physique que mo-ral entre l'homme & la femme.

Or, entre deux époux qui le font deve-nus felon la mode, c'est-à-dire qui ne s'aiment pas, il n'y a certainement point de rapport. Donc de tels époux ne donne-ront jamais lieu à la conception, & con-féquemment n'auront point d'enfans.

N'auront point d'enfans .... ceci de-mande quelques reftrictions ; car, il peut très-bien fe faire que la conception ait lieu, foit par une irruption de tempérament, une diftraction voluptueufe, foit par la raifon que, quand on n'a pas ce que l'on aime, il faut aimer ce que l'on a, foit en-fin parce qu'on fe régale quelque fois d'un mêts qu'on auroit méprifé dans tout autre temps ; tout dépend, comme on fait, des circonftances & fur-tout de l'appétit.

Un mariage à la mode n'en n'eft pas pour cela moins nuifible à la population, puifque s'il en réfulte des enfans, c'eft toujours en

moins grand nombre qu'il n'en devroit ré-
sulter naturellement d'un vrai mariage.

Hommes du bon ton, abandonnez donc
cette funeste mode: seroit-il bien possible que
vous ne fussiez constans que pour celle-là?
Choisissez désormais pour vos épouses,
celles en qui brilleront des qualités plus
solides & plus durables que la fragile
beauté; mais si elle se rencontre avec les
qualités du cœur, l'objet n'en sera que plus
accompli.

Ne vous laissez jamais emporter par un
amour frénétique qui vous ôteroit le pou-
voir de réflechir; je sais combien on se
plaît à trouver toutes les qualités pos-
sibles chez une jeune personne, pourvu
qu'elle ait un beau visage, la taille bien
prise & la marche dégagée : ne vous
y trompez pas, si la Fontaine a dit vrai,
vous risqueriez beaucoup,

« Peu de beaux corps hôtes d'une belle ame ».

Mais sur-tout soyez vertueux, c'est le plus
sûr moyen pour découvrir en qui réside
la vertu; cherchez - la avec soin, elle le
mérite bien, & quoi qu'en dise une cha-
grine & mordante philosophie, vous
la trouverez chez le beau sexe. En-

fin *si vous voulez vous marier en hommes sages, choisissez avec discernement, à loisir, par inclination, & sans intérêt, des femmes qui vous choisissent de même.* Quels que soient leurs rangs, leurs richesses, elles vous rendront les plus fortunés des hommes, elles vous apporteront en dot la félicité...

Et vous sexe charmant, suivez exactement les avis que je vous ai donnés dans cet ouvrage ; la santé qui en sera le fruit, déployera en vous tous les charmes que la Nature vous a prodigués : n'oubliez jamais de les embellir par la vertu, sans elle ils n'auroient qu'un faux éclat ; & comment pourriez vous ne pas l'aimer ? Elle est si belle ! Elle vous ressemble si bien !

Quoi qu'il puisse arriver, filles nubiles, soyez donc toujours vertueuses, & bientôt un jeune époux chéri viendra vous mettre au comble du bonheur qu'il recevra de vous, & qui le fixera sans doute. C'est alors qu'étant parfaitement heureuses & faisant de parfaits heureux, vous jouirez encore du sensible & bien doux avantage de voir naître de vous, des êtres sains & vigoureux, qui se félici-

teront un jour de vous devoir l'exis-
tence, & d'en jouir sous le plus beau
règne qui fut jamais.

F I N.